CONTRIBUTION A L'ÉTUDE

DES

Laryngites Rubéoliques

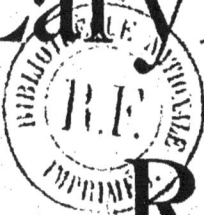

TOULOUSE

IMPRIMERIE SAINT-CYPRIEN

27, ALLÉES DE GARONNE, 27

—

1901

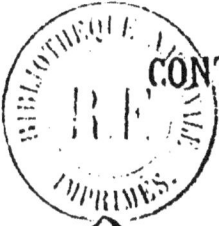

CONTRIBUTION A L'ÉTUDE

DES

Laryngites Rubéoliques

Dr Ivan Trouvtcheff

CONTRIBUTION A L'ÉTUDE

DES

Laryngites

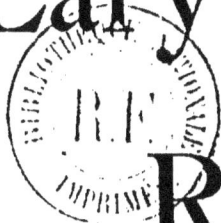

Rubéoliques

TOULOUSE

IMPRIMERIE SAINT-CYPRIEN

27, ALLÉES DE GARONNE, 27

1901

A la Mémoire de mon très vénéré Père

A MA MÈRE

*En reconnaissance
de sa tendre affection maternelle.*

A mes Sœurs et à mes Beaux-Frères

A TOUS MES MAITRES

De la Faculté de Médecine et des Hôpitaux de Toulouse

A MON TRÈS CHER MAITRE ET PRÉSIDENT DE THÈSE

M. le Docteur Bézy

PROFESSEUR DE CLINIQUE INFANTILE A L'UNIVERSITÉ

A mes Amis

PRÉFACE

Le sujet dont nous avons fait le choix pour notre thèse inaugurale nous a été inspiré par notre maître, M. le professeur Bézy.

Plusieurs ouvrages très documentés ont paru sur cette question et devant eux notre modeste travail paraît bien peu de chose ; aussi en le présentant à la bienveillante appréciation de notre jury, nous n'avons pas la prétention de faire œuvre originale.

Nous ne nous sommes bornés qu'à faire une mise au point de la question, à insister surtout sur le traitement et à publier plusieurs observations inédites à ce sujet.

Nous avons divisé notre travail en deux parties. Dans la première que nous divisons en deux chapitres, suivant les trois périodes de la rougeole, nous décrivons les différentes formes de laryngites rubéoliques qu'on rencontre, leur symptomatologie et nous faisons, en passant, le diagnostic différentiel avec les autres laryngites.

· Dans la seconde partie, nous ne nous occupons que du traitement. Enfin, nous concluons.

2

Au moment de quitter cette belle France que nous avons appris à tant aimer et que nous considérons comme notre seconde patrie, ainsi que la charmante et si hospitalière ville de Toulouse où nous avons, peut-être, passé les meilleurs jours de notre vie, il nous reste un devoir bien agréable à remplir. C'est celui de remercier nos distingués maîtres de la faculté et des hôpitaux. C'est à leurs savantes leçons et à leurs très généreux conseils que nous devons la meilleure partie de nos connaissances médicales.

Nous témoignons notre vive gratitude à M. le professeur Caubet, doyen de la faculté, pour l'excellent et paternel accueil que nous avons toujours reçu de lui.

Nous tenons à remercier plus particulièrement MM. les professeurs Jeannel, Mossé, Crouzat, Maurel, Audry, Frenkel dont l'enseignement remarquable nous a été d'un si grand profit.

C'est à notre très cher maître, M. le professeur Bézy, dont nous avons suivi, d'une façon toute spéciale, la clinique, que nous sommes redevable de tout ce que nous savons sur cette si intéressante partie de la médecine — la pédiatrie.

En acceptant la présidence de notre thèse, il ajoute beaucoup à notre gratitude déjà si profonde. Qu'il soit donc assuré de la grande sympathie qu'il nous a inspirée ; nous n'oublierons jamais ce que nous lui devons.

Nous ne saurions trop remercier notre distingué

maître en laryngologie, M. le docteur Escat ; il nous a beaucoup aidé de ses conseils dans notre travail et a très obligeamment mis à notre disposition les observations inédites sur le tubage que nous publions Nous emporterons de lui le meilleur souvenir.

INTRODUCTION

Depuis l'admirable découverte de la sérothérapie, qui a tant diminué la mortalité par la diphtérie, la rougeole compte comme une des maladies les plus meurtrières de l'enfance.

Elle passe trop souvent pour une affection insignifiante qu'on croit inutile d'essayer d'éviter, inutile aussi de traiter. Beaucoup de mères croient que leurs enfants sont obligés de passer par cette épreuve comme ils passent par la dentition, et plus tôt ça sera, mieux ça vaudra.

Il est indéniable que lorsque cette maladie évolue normalement, sans complications, lorsqu'elle revêt sa forme ordinaire classique elle est bénigne ; mais il n'en est plus de même lorsque des complications apparaissent surtout du côté des voies respiratoires.

Nous voudrions nous occuper d'une de ses complications les plus redoutables — les laryngites au cours de la rougeole.

Celui qui a suivi pendant quelque temps un service de rougeoleux a été frappé par cette toux rauque, quinteuse, qui atteint les enfants surtout au moment de l'éruption morbilleuse. C'est un symptôme désagréable, pénible, mais le plus souvent bénin, aussi n'en parlerons-nous pas.

Nous nous proposons d'insister sur les laryngites graves avec dyspnée, suffocation et asphyxie. Jusqu'au commencement du dix-neuvième siècle, on ne fait aucune mention des complications précoces ou tardives du côté du larynx au cours de cette maladie.

Sydenham lui-même, qui l'a si bien décrite et a établi on peut dire son individualité n'en parle guère.

En 1812 paraît une dissertation sur la rougeole (Thèse du docteur Campaignac). Celui-ci observa à l'Hôpital des enfants malades, une épidémie de rougeole.

Les deux tiers des enfants, dit-il, offraient une complication d' «angine laryngée », très intense, soit que celle-ci parût en même temps que la rougeole ou bien durant son cours à la suite du plus léger refroidissement, tant la muqueuse est disposée à s'enflammer.

En résumé, les accès laryngés furent caractérisés cliniquement par de la douleur au niveau du larynx, des accès de suffocation et par une altération de la voix et de la toux — toux tellement spéciale, qu'il est impuissant à la définir. Dix des enfants furent véritablement suffoqués du huitième au onzième jour. A l'autopsie, la muqueuse du larynx était rouge, plus ou moins œdématiée et recouverte de mucosités puriformes.

Baudin, dans sa thèse (Paris 1815) intitulée : « Recherches sur les complications de la rougeole de l'enfant », s'exprime ainsi : « Dans tous les cas, le cri des enfants avait un timbre différent de celui de l'état normal ; il était voilé et légèrement rauque, la toux sans expectoration dans tous les cas était très fréquente. Dans un cas elle s'était montrée sous forme d'accès accompagnée de dyspnée, de menace de suffocation et présentait un timbre rauque, mais qui ne ressemblait pas aux aboiements du chien. »

De plus, la respiration était sifflante dans l'inspiration comme dans l'expiration.

A l'autopsie, l'auteur trouva chez huit sujets la muqueuse laryngo-trachéale d'un rouge vif, épaissie, finement arborisée. Dans un cas, il vit une fausse membrane. Chez un autre sujet enfin, il remarqua, dans l'espace qui sépare en arrière les deux cordes vocales inférieures une ulcération transversale. Il a donc vu toutes les lésions au cours de ces laryngites, depuis la simple rougeur jusqu'aux fausses membranes et aux ulcérations.

Nous ne pouvons pas insister plus longtemps sur les différents travaux parus sur cette question et nous nous contenterons de signaler l'ouvrage classique de Rillet et Bouthet qui mérite une attention particulière.

C'est dans la thèse du Coyne (1874) que l'anatomie pathologique de ces laryngites a été faite d'une façon magistrale. Disons, en passant, qu'on n'a rien ajou'é depuis à cette description.

Nous terminerons en signalant les deux excellentes thèses de Godet (Paris, 1891-92) et de Touchard (Paris, 1893-94), dans lesquelles on trouve un grand nombre d'observations et qui nous ont beaucoup servi dans notre modeste travail.

PREMIÈRE PARTIE

Dans chacune de ses périodes, la rougeole produit des déterminations spéciales sur le larynx, qui répondent à des signes cliniques propres ; aussi, à l'exemple de tous les auteurs qui se sont occupés de la question, nous diviserons cette première partie de notre travail en trois chapitres correspondant aux trois périodes de la rougeole : l'invasion, l'éruption et la période de desquamation et de convalescence.

CHAPITRE PREMIER

Les laryngites de la période d'invasion

La laryngite est précoce ou primitive. Il nous semble qu'elle n'est que l'extension à la muqueuse

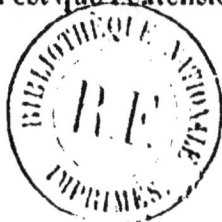

laryngée des phénomènes congestifs que l'on voit sur les autres muqueuses On ne voit qu'une simple rougeur avec hyperhémie et gonflement de la muqueuse ; dans cet état, elle présente un terrain tout préparé pour diverses formes de laryngites graves. C'est l'enanthème laryngé.

On remarque une toux sèche, courte ou prenant déjà un caractère particulier de sonorité et de raucité. Elle peut devenir quinteuse, férine.

La voix est le plus souvent ici normale, mais quelquefois voilée, enrouée ou même éteinte.

La toux est rauque et la voix claire. Pas ou très peu de dyspnée. En résumé, rien de bien saillant. Mais si le sujet est nerveux, impressionable et prédisposé au spasme, cet état de la membrane favorise la production de réflexes laryngés et on voit survenir de véritables accès simulant la laryngite striduleuse. C'est surtout chez les enfants au-dessous de sept ans que l'on observe cela.

Le plus souvent les accès sont répétés et caractérisés par une grande oppression accompagnée de toux rauque et d'inspiration sifflante. Tout ceci ressemble si bien au faux croup qu'il est très difficile de les distinguer.

Cependant, dans le faux croup, les accès surviennent brusquement au milieu de la nuit, sans fièvre.

Ici, on a, au contraire, de la fièvre, de la toux et souvent le catarrhe oculo-nasal précédant l'accès.

Dans le premier cas, après l'accès il y a rémission,

dans le second le spasme ne disparaît jamais complètement.

La laryngite érythémateuse survient à tout moment et les accès sont plus fréquents.

Une autre affection avec laquelle il est très difficile de différencier ces laryngites du début de la rougeole, est la laryngite simple avec tirage continu ou autrement dénommée laryngite catarrhale aiguë, simulant le croup, qui a reçu consécration définitive dans un important travail de M. Joseph Touchard (Thèse. Paris, 93-94).

Le siège de cette affection est la portion du larynx qui s'étend de la corde vocale au bord inférieur du cricoïde.

Elle consiste en inflammation catarrhale dont les produits, provenant de nombreuses glandes acineuses, obstruent en partie cette portion déjà étroite du larynx.

Ici les phénomènes du tirage si caractéristique d'un obstacle laryngé sont très accentués.

Le sifflement laryngo-trachéal s'entend de loin, les muscles inspirateurs entrent tous en action et témoignent de la difficulté de la respiration.

La toux est le plus souvent rauque, fréquente, quinteuse avec une tonalité élevée. C'est surtout la voix qui peut nous aider à faire le diagnostic. Elle est, en effet, toujours claire et normale dans ces laryngites sous-glottiques, car les cordes vocales ne sont pas lésées. Nous savons, au contraire, que dans les laryngites rubéoliques la voix est très sou-

vent enrouée et même éteinte car les cordes vocales sont le plus souvent prises.

D'ailleurs, dans ces cas, un diagnostic aussi exact
n'est pas indispensable, car ils comportent les
mêmes indications.

Il n'en est plus de même lorsqu'il s'agit du croup
d'emblée. Ici il faut faire un diagnostic exact sous
peine de s'exposer à de très grands mécomptes.
Je me hâte, d'ailleurs, d'ajouter qu'aucun des
signes cliniques connus n'est pathognomonique.
Ni la raucité de la voix et de la toux, ni la dyspnée,
ni même la présence de fausses membranes ne
nous autorisent à porter à coup sûr le diagnostic
de croup diphtérique.

Pour cela, il faut avoir recours à la bactériologie.
M. Touchard rappelle en effet que, dans le croup
d'emblée, l'ensemencement sur sérum du mucus
amygdalien, alors même qu'il n'existe pas de fausses membranes dans la gorge, permet de déceler
en quelques heures la présence du bacille de Lœffler.

A la clinique de notre cher maître, M. le professeur Bézy, on fait toujours dans le cas d'une laryngite un peu intense cet examen. Ceci est surtout
indispensable à l'hôpital, car on comprend à quel
danger on expose un enfant pris d'une simple laryngite rubéolique en le mettant au contact des
diphtériques. On agira donc prudemment dans ces
cas douteux en mettant les enfants dans une salle

spéciale d'isolement et en attendant que le diagnostic soit confirmé.

OBSERVATION PREMIÈRE

(Clinique de M. le professeur BÉZY.)

Philippe B..., 4 ans 1/2. Rien de particulier comme
antécédents.

La veille de son entrée, à 11 heures du soir, la respiration devient sifflante et la toux rauque, en même temps
la voix est voilée. Les mêmes phénomènes existent à
son entrée.

Pas de tirage, dyspnée assez marquée, faciès conges-
tionné, ganglions cervicaux volumineux. Pas de fausses membranes pharyngiennes, la gorge un peu rouge.
Dans ces conditions, il paraît prudent de ne pas mettre
l'enfant dans la salle commune, non plus que dans la
chambre de la diphtérie, et on l'isole dans une chambre
de douteux. Comme traitement : fumigations à la créosote
et à l'acide phénique, benzoate de soude, bromure, appli-
cations chaudes sur le cou et séjour au lit. On ordonne
l'ipéca (les vomissements s'accompagnent de l'expulsion
d'un lombric). Les accidents laryngiens persistent, mais
la dyspnée n'augmente pas, et au bout de deux jours
apparaît une rougeole qui a évolué normalement.

L'enfant est sorti guéri de l'hôpital.

OBSERVATION II

(Thèse de M. Touchard.)

Albert D..., 4 ans, entre le 21 novembre 1892 à l'hôpital Trousseau, pavillon des douteux. Tousse depuis quatre, cinq jours, mais les parents l'ont laissé sortir quand même.

Hier, dans la nuit, entre 1 heure et 2 heures du matin, il a été pris d'un accès de suffocation violent qui a duré une heure, puis l'enfant s'est endormi le reste de la nuit en restant un peu gêné pour respirer.

Aujourd'hui, 21 novembre, l'enfant qui avait été très bien dans la matinée est repris, vers 2 heures de l'après-midi, d'un nouvel accès en tout semblable au premier.

Cet accès est suivi de tirage; un médecin, appelé en toute hâte, fait le diagnostic de croup et envoie d'urgence l'enfant à l'hôpital où nous le recevons à 6 heures du soir. On constate un tirage violent sus et sous-sternal, soixante-huit respirations, toux rauque, voix légèrement enrouée. La gorge est uniformément rouge.

Le petit malade est très abattu, la langue est sale, la peau très chaude. Température 39°8.

Dans la soirée et pendant la nuit le tirage persiste.

Le 25. — Le tirage a beaucoup diminué, quarante respirations, la gorge reste rouge, la langue saburrale. La toux toujours rauque et quinteuse. Rien à l'auscultation. Température 38°6 le matin, 39°2 le soir.

Le 26. — Plus de tirage, quelques râles ronflants et sonores dans la poitrine, langue sèche. Température 39°8 le matin, 39°2 le soir. Agitation grande alternant avec de l'abattement. Pas de dyspnée, ni diarrhée.

Le 27. — Même état. Quelques râles dans la poitrine, mais qui n'expliquent pas l'état général mauvais de l'enfant. Température 39° matin, 39°6 soir.

Le 28. — Agitation continue, la température monte dans la journée brusquement à 40°2. Les yeux sont rouges et larmoyants. Dans la nuit éruption de rougeole.

Le 29. — Passage au pavillon de la rougeole.

Le petit malade succombe trois jours après à une forme grave ataxo-adynamique de la rougeole avec hyperthermie. Cette mort n'est pas due à la laryngite qui était terminée depuis quelques jours.

OBSERVATION III

(Clinique de M. le professeur BÉZY.)

A. M..., 14 mois, entré le 18 mai.

Nourri au sein par sa mère, bien portant, pas de maladie antérieure.

Le 15 mai. — Toux fréquente. Déjà gène respiratoire et accès d'oppression. Voix enrouée.

Le 17. — La toux devient de plus en plus fréquente et rauque. Voix rauque. Abattement marqué. Pas de disphagie.

Nuit du 17 au 18. — Très agité. Sommeil troublé par de fréquents accès de toux et de dyspnée.

18 mai. — Après une nuit mauvaise, l'abattement est très marqué. Dyspnée, tirage, pas de fausses membranes. Entrée. Une culture est prise. Injection de 20 cc. de sérum

antidiphtérique. Lavage à l'eau salicylée, fumigations de créosote. Purgation, potion à la codéine. Température 37°. M. Escat, appelé à voir l'enfant, ne juge pas le tubage nécessaire.

Le 19. — Nuit assez bonne. Toux peu fréquente. Eruption discrète rosée sur le front et le corps, sur le dos, aspect scarlatiniforme. Rougeole probable. Vésicules d'herpès à la face interne de la lèvre inférieure. Quelques râles sibilants en arrière. Culture. Streptocoque.

Le 21. — Etat général bon. Poumon normal. Eruption à peu près disparue. Amélioration et guérison.

CHAPITRE II

Les laryngites de la période d'éruption

A cette époque, les accès de laryngite spasmodique signalés plus haut disparaissent, mais on voit l'énanthème rubéolique envahir les muqueuses. Stof-fla, ayant examiné un certain nombre de malades dans le service du Professeur Hebra ainsi que Sme-leden et Tobol 1 n'ont pas constaté l'éruption sur le larynx mais rien que de la rougeur et du gonflement. Mais Gerhardt a pu, au moyen du laryngoscope, constater la présence de l'éruption sur l'épiglotte et la muqueuse laryngée. Elle était identique au piqueté rouge que l'on constate au niveau du voile du palais; en un mot, il s'agit d'énanthème laryngien. Il attribue les symptômes laryngés de cette période à cette localisation.

Quels en sont les caractères cliniques? La toux devient bruyante, souvent douloureuse, elle a le timbre caractéristique à la fois faux, aigu, et déchiré, elle est, en un mot, férine.

3

Souvent, elle s'accompagne, chez les adultes et les enfants plus âgés, de crachats muco-purulents, nummulaires semblables à ceux des phtisiques. On peut se demander si cette expectoration n'est pas entretenue par des ulcérations laryngées précoces, car on y voit souvent des stries sanguinolentes (Godet). La voix est souvent voilée, même éteinte. En résumé, toux aboyante, stridente, férine, avec voix voilée.

Dans ces cas, la dyspnée, l'asphyxie sont aussi intenses que dans le croup, mais ici le diagnostic différentiel est facile. Le catarrhe oculo-nasal, l'exanthème, l'évolution de la maladie éloignent l'idée du croup.

En somme, il y a peu de différence entre les laryngites de la première période et celles de la période d'éruption.

OBSERVATION IV

(Prise dans la thèse de M. TOUCHARD.)

V. B.., 3 ans 1|2, Entré le 30 mai 1893. L'enfant est depuis trois jours en pleine éruption quand on l'amène à l'hôpital. Depuis la veille, toux intense et rauque avec grande gêne dans la respiration, les accès de suffocation duraient environ 5 minutes.

Le matin de son arrivée à l'hôpital, l'enfant n'était pas plus souffrant, la rougeole suivait son cours normal, quand brusquement, vers deux heures de l'après-midi, il eut un accès de suffocation suivi d'une violente dyspnée. Les parents le firent vomir immédiatement, mais aucun soulagement n'étant survenu et le tirage restant violent, on l'amène d'urgence à l'hôpital Trousseau à quatre heures et demie.

Etat à son arrivée. — Rien dans la gorge, sauf une légère rougeur du voile du palais et des amygdales. L'éruption est très intense. Tirage violent sus et sous-sternal et même épigastrique. L'asphyxie est si imminente que l'opération est jugée indispensable. L'enfant est opéré par M. Delanglade.

Soulagement immédiat après la trachéotomie. Le soir même, il demande à manger.

Le 31. — Etat excellent, léger jetage, pas de fausses membranes. La nuit est bonne.

Les 1er et 2. — L'enfant est considéré comme guéri, mais on laisse encore la canule par précaution. L'éruption ternit.

Le .5 — Ablation définitive de la canule. Guérison.

CHAPITRE III

Les laryngites de la convalescence

Les laryngites survenant dans cette période sont les plus intéressantes et comportent un pronostic réservé. Ce fait paraît en relation avec les ulcérations qui se montrent dans le larynx. D'autre part, elles se compliquent souvent de diphtérie. La laryngite ulcéreuse est plus tardive que la forme diphtérique à laquelle elle peut, d'ailleurs, succéder. On voit quelquefois ces deux complications coexister.

Occupons-nous d'abord de la forme ulcéreuse. La meilleure description de ces laryngites ulcéreuses est donnée dans la thèse de Coyne (Paris, 1874). Tout ce qui suit est emprunté à son travail. Les lésions sont variables. Les ulcérations peuvent être très étendues, presque généralisées et souvent serpigineuses ; d'autres fois, elles se localisent et siègent alors d'habitude en arrière au voisinage de l'extrémité postérieure de la corde vocale inférieure et le long du cartilage aryténoïdien.

Si elles sont superficielles et constituées par de simples érosions, on les trouve sur le bord libre de la corde vocale inférieure; si, au contraire, elles sont profondes, elles forment de petites cavernes anfractueuses et on les trouve dans le voisinage de la base du cartilage aryténoïdien et de la lame postérieure du cricoïde. C'est Coyne aussi qui a eu le mérite de donner l'explication de ces ulcérations en se basant sur la structure histologique de la muqueuse laryngée. Il a démontré que sous l'épithélium se trouvait une couche de tissu réticulé analogue au tissu lymphoïde. Il a trouvé, en outre, dans la partie superficielle du derme muqueux des organes lymphoïdes, analogues aux follicules clos de l'intestin grêle et dont l'existence était inconnue. Il y a d'après lui deux modes dans le processus de ces laryngites ulcéreuses : la suppuration ou la nécrose.

La nécrose se produit par la tuméfaction des follicules clos qui, en augmentant de volume, compriment, étouffent leurs vaisseaux nourriciers et sont les agents de leur propre mortification. Ceci est facilité par la structure serrée et résistante de la muqueuse.

Les ulcérations qui en résultent longent le bord de la corde vocale inférieure. Dans certains cas, il aurait constaté la thrombose des vaisseaux voisins avec périartérite et endartérite.

Dans le second mode, il se forme des abcès glandulaires, qui détruisent la muqueuse sus-jacente par leur suppuration.

Ces ulcérations étant installées sur la corde vocale supérieure au niveau des aryténoïdes, se propagent parfois au périchondre et amènent la nécrose des cartilages.

A ... suite de ces lésions on voit quelquefois la suppuration envahir les parties molles environnantes et il se développe des abcès péri-laryngés. Quelquefois aussi les muscles sous-jacents s'altèrent et présentent de la myosite interstitielle.

Cette laryngite grave se manifeste cliniquement par la raucité extrême de la voix, puis par l'aphonie (Roger, Blankaert), la toux est creuse, rauque, douloureuse ; la pression sur les cartilages provoque de la douleur. Au bout de quelques jours, l'expectoration se montre souvent striée de sang et muco-purulente. La dyspnée, les abcès de suffocation sont les signes de l'œdème glottique qui complique parfois les ulcérations. Malgré cela, la guérison est fréquente s'il ne s'y joint pas de nécrose des cartilages, ou de gangrène, ou d'abcès.

Quelquefois on peut voir l'aphonie persister plusieurs mois après la guérison. Ceci est, comme on le comprend très bien, dû aux lésions des cordes vocales. Dans l'observation première que nous publions plus bas, on voit l'aphonie persister pendant quinze jours et l'enfant sortir de l'Hôpital sans être guérie de cet accident. La complication la plus redoutable est le rétrécissement du larynx, qui est

dû à un tubage très prolongé. Nous en reparlerons
dans le chapitre du traitement.

Laryngite diphtéro-rubéolique

Il nous reste maintenant à nous occuper de l'association de la rougeole avec la diphtérie, du croup
post-morbilleux.

Quelquefois on voit la diphtérie précéder la rougeole, mais le plus souvent c'est le contraire. Ceci
d'ailleurs importe peu. L'essentiel est qu'à un moment donné il y a association de ces deux maladies.

Le croup post-morbilleux apparaît au déclin de
l'éruption du 4e au 13e jour (Rillet et Barthez), du
5e au 6e jour (West) dans la deuxième semaine
(Henoch) D'après Renault l'influence de la rougeole
s'étend encore au croup qui se développe 3 semai-
nes ou un mois après l'éruption. Il va sans dire que
l'état de moindre résistance de l'organisme qu'amène
la débilité à la suite de la rougeole, d'autre part
l'hyperhémie, les excoriations, les ulcérations de
la muqueuse laryngée au cours de la rougeole,
sont autant de portes ouvertes au bacille de Lœffler, qui est souvent peut-être l'hôte inoffensif de
nos voies respiratoires.

En ville, les causes de contagion sont aussi éloignées que possible ; l'isolement est en général observé dès les premiers temps de la maladie ; il n'y a aucune contamination à redouter de la part du personnel, tandis qu'à l'hôpital, si surtout il n'y a pas une salle d'isolement, la contamination est très facile.

Considérée relativement aux autres diphtéries secondaires, la diphtérie morbilleuse est la plus fréquente. Sur deux cent quarante-sept cas, Sanné (*Traité de la diphtérie*, p. 383) rapporte cent trente-sept cas de rougeole, parmi les maladies antérieures; plus de la moitié des cas par conséquent. En général, on trouve à peu près sur dix cas de diphtérie un cas consécutif à la rougeole.

Tantôt ce croup se manifeste d'emblée, tantôt il est précédé d'altération de la voix et de la toux qui caractérisent le catarrhe laryngé de la période d'invasion (Renault). Quelques auteurs ont cherché à le distinguer du croup d'emblée.

La voix et la toux seraient moins éraillées, moins rauques, plus aphones ce qui serait dû à la faiblesse plus grande de l'enfant et au gonflement plus marqué des cordes vocales. Les accès de suffocation sont moins fréquents que dans le croup primitif, l'inspiration moins sifflante, l'expulsion de fausses membranes serait très rare (Rillet et Barthez) ; la dyspnée est plus tardive mais une fois développée elle aboutit facilement à l'asphyxie. A vrai dire, ces distinctions sont très subtiles, aussi est-il prudent de ne pas s'y fier dans le diagnostic. Quelle est la nature du croup morbilleux? Rillet et Barthez admettaient l'existence d'un croup non spécifique différent du croup vrai. M. Cadet de Gassicourt admet deux origines : diphtérique et inflammatoirre. West, Henoch et la plupart des auteurs allemands se basant sur sa marche ascendante, sur l'absence d'angine et d'engorgement ganglionnaire, lui assignent une origine inflammatoire quoique la fausse membrane soit plus mince, moins adhérente et plus différente que celle du croup primitif, car elle se couvre toujours des ulcérations; cependant sa nature diphtérique n'est pas douteuse aujourd'hui.

MM. Roux et Yersin, Morel, ont trouvé, dans tous les cas, le bacille de Klebs-Lœffler, soit sur les amygdales, soit dans les membranes laryngées.

De tout ceci, il résulte qu'il est impossible de diagnostiquer le croup secondaire des autres laryngites au cours de cette période de la rougeole, sans l'examen bactériologique et l'examen laryngoscopique. Tel cas qui paraît franchement croupal est une laryngite ulcéreuse et réciproquement (Archambault, Renault, Barbier). Il faut reconnaître que même la bactériologie, dans des cas rares il est vrai, peut nous induire en erreur. M. Sevestre a vu plus d'une fois les cultures de la gorge, répétées à deux ou trois reprises, donner des résultats négatifs et cependant si l'on faisait ensuite une culture avec le mucus contenu dans le tube laryngien, on constatait le bacille de Lœffler.

Le pronostic de ce croup secondaire est toujours fâcheux, mais néanmoins, avec la sérothérapie et l'intubation, ces moyens si efficaces que nous possédons aujourd'hui, la mortalité a singulièrement diminué.

***

OBSERVATION V

(Clinique de M. le Professeur Bézy.)

R... (Henriette), 2 ans, entrée le 14 décembre 1900. Rien comme antécédents héréditaires. A six mois, troubles gastro-intestinaux. Le 5 décembre, rougeole qui a duré cinq à six jours. Quand l'éruption a disparu, la toux a augmenté de fréquence et est devenue rauque. Se plaint de douleurs à la gorge, et ne peut que difficilement avaler les aliments. Voix enrouée pendant la rougeole. Parle à peine maintenant à voix basse. Abattement, fatigue. Respiration pénible, bruyante. Un vomitif administré l'a rendue facile.

Le 13, le médecin ayant examiné sa gorge a diagnostiqué croup et conseillé entrée à l'hôpital.

Entrée le 14. — Un peu de dyspnée, pas de tirage, aphonie complète, quelques quintes de toux rauque. Etat général assez bon. A l'examen de la bouche, on voit sur l'extrémité de la langue une tache blanc-jaunâtre, arrondie de 1 centimètre de diamètre environ. Amygdales un peu gonflées avec une tache jaunâtre très petite. La

respiration est un peu rude, rythme normal. Injection de
dé 20cc de sérum. La culture donne du staphylocoque.

Le 15. — Nuit bonne avec quelques rares quintes de
toux. Sur l'amygdale gauche, un petit point blanc-jaunâtre. Température, 36°. Comme traitement des calmants et
lavage de la bouche à l'eau salicylée.

Le 16. — Journée assez bonne, quintes de toux à deux
reprises dans la nuit avec étouffement après avoir bu du
lait. Tousse toujours quand elle boit quelque chose. La
respiration est calme et régulière. Le petit point blanc
de l'amygdale gauche a disparu. La tache blanche de la
langue a meilleur aspect. Pas d'albumine. Température, 36°.

Le 17. — Bonne journée. Toux vive, la voix reste la
même, a bien dormi.

Le 18. — Nuit et journée excellentes, rares quintes de
toux, l'aphonie persiste. Purgation.

Le 19. — La même chose. Traitement identique et
fumigation de créosote.

Le 20. — Nuit et journée bonnes, l'enfant est toujours
aphone. L'amygdale gauche porte à son extrémité supérieure une ulcération limitée par un rebord blanchâtre.
L'enfant tousse beaucoup moins et la toux est moins
rauque. Température normale. Traitement id.

Le 21. — L'enfant va bien, mais reste toujours aphone.
Nuit bonne. Le matin, respiration pénible, léger tirage.
La toux est grasse, pas d'expectoration. Râles de bron-
chite à l'auscultation. Traitement id.

Du 22 au 26, quoique l'état général soit bon, la voix
reste toujours rauque et la toux aussi fréquente.

OBSERVATION VI

(Thèse de Georges Baudran, 1897-98, Paris.)

L... Alice, 4 ans. Entrée le 2 mars 1896. N'est pas atteinte de diphtérie et l'on ne possède aucun renseignement sur son compte. Elle présente dans le dos une éruption confluente de rougeole. On tube l'enfant d'urgence à la suite d'un accès de snffocation. L'enfant est agitée, présente un peu de tirage malgré son tube. Elle a une petite toux sèche. Aux deux bases, des foyers de broncho pneumonie.

4 mars, détubage, puis retubage.

5 mars, aggravation, la broncho-pneumonie fait des progrès et l'enfant succombe le 9 mars. L'examen n'avait rien donné au point de vue diphtérique. La malade avait eu son tube pendant sept jours.

Nécropsie. — Dans le larynx on constate des ulcérations symétriques siégeant au niveau des cordes vocales supérieures et s'étendant jusqu'aux cordes vocales inférieures. La muqueuse est complètement détruite. Une autre ulcération se voit au niveau du cricoïde sur sa face antérieure; une troisième au niveau de la base de l'épiglotte, une quatrième au dessus des cordes vocales supérieures.

Dans les poumons, lésions de bronchite capillaire totale et au cœur de myocardite profonde.

OBSERVATION VII

(Clinique de M. le professeur Bézy.)

Anne J..., 17 mois. Entrée le 17 janvier 1900. Père et

mère bien portants. Une sœur de trois ans morte la veille et probablement en même temps de la diphtérie (toux rauque, tirage, gêne dans la déglutition). Pas de maladie antérieure. Il y a dix jours, toux quinteuse, éternuements, coryza et apparition de taches rouges sur la face et le thorax. Rougeole. Il y a trois jours, accidents du côté du poumon : broncho-pneumonie.

Le 17 janvier, M. Montalègre, chef de clinique, voit l'enfant chez lui et remarque qu'il a du tirage et asphyxie. A l'examen de la gorge on voit des fausses membranes en quantité sur les amygdales. Culture : bacille de Lœffler. L'enfant meurt dans la nuit sans que l'on ait à faire le tubage, car il a succombé à des phénomènes infectieux plutôt que par asphyxie.

DEUXIÈME PARTIE

Traitement

De l'exposé succinct des faits cliniques, nous nous sommes convaincu que dans le cours de la rougeole on voit des cas de laryngite très graves, dans lesquels il est absolument indiqué d'intervenir d'une manière ou d'une autre, au risque de voir, dans le cas contraire, note petit malade emporté soit dans un de ces spasmes d'origine nerveuse de la première période, soit par les complications plus graves de la période d'éruption et de convalescence.

Quel traitement faut-il donc instituer ?

Cette question a été discutée récemment à la Société de Pédiatrie de Paris, et à donné lieu à d'intéressantes communications de la part de MM. Netter, Sevestre, Richardière, Aussel, etc. Nous allons donc passer en revue les différentes opinions émises par ces auteurs, et nous tâcherons de conclure.

Tout d'abord, il est un premier fait sur lequel tous sont d'accord. C'est que dans ces laryngites, avec ou sans diphtérie, il y a tout intérêt à tâcher autant que possible d'obtenir la guérison par les moyens médicaux, et à pousser la temporisation jusqu'aux dernières limites avant de se décider à l'intervention.

On a aloie tous les modérateurs nervins : bromure, codéine, antipyrine, éther, aconit, belladone, etc. Les enveloppements froids du thorax, les éponges chaudes au cou, les fumigations, les bains chauds à 38° donnent aussi d'excellents résultats. Tous ces moyens bien maniés et employés à temps viennent souvent à bout du spasme et évitent une intervention plus active.

Mais il y a des cas où, malgré tout le désir qu'on a de temporiser, le tirage est si accentué qu'il n'y a plus moyen d'attendre, on a pour ainsi dire la main forcée, l'intervention s'impose, sur ce point aussi tous les auteurs sont d'accord. Il n'y a que deux modes d'intervention : le tubage et la trachéotomie. C'est ici que commencent les divergences. D'un côté, MM. Josias et Netter avec des preuves à l'appui, se posent en champions de la trachéotomie ; d'autre part, tous les pédiatres qui ont pris part à la discussion, nous apportent la preuve du contraire.

M. Netter n'insiste que sur le croup secondaire à la rougeole. Il a été frappé en 1896 de la gravité de l'intubation dans ces cas. Chez les enfants tubés on s'efforçait en vain de retirer le tube le lendemain ou le surlendemain. Il fallait le réintroduire presque immédiatement. Même si les inconvénients de l'occlusion laryngée disparaissaient, la vie de l'enfant était compromise. A l'autopsie on trouvait toujours des ulcérations du larynx. Chez deux enfants il y avait, en outre, des abcès périlaryngés. A la suite de ces accidents il abandonna le tubage d'une manière générale. La trachéotomie d'emblée, dans les cas indispensables, lui donna des résultats beaucoup plus satisfaisants et depuis, il n'a recours qu'à cette méthode.

M. Josias partage la même opinion.

Les cas rapportés par M. Netter de 1896 se décomposent ainsi : *Tubage d'emblée, 19 cas avec 17 décès !*

Les 2 cas de guérison ont été obtenus chez des enfants auxquels on fit ultérieurement la trachéotomie.

Trachéotomie d'emblée, 9 cas : guérison, 4; moitié des cas si l'on défalque un enfant mort pendant l'opération.

En 1899, trachéotomie d'emblée, 4 cas : 3 guéris. Une mort pendant l'opération; 4 enfants tubés : 3 décès.

En résumé, M. Netter redoute le tubage parce qu'il expose, dit-il, à peu près fatalement aux ulcérations et parce qu'il lui paraît favoriser davantage la broncho-pneumonie. La trachéotomie depuis

4

l'emploi du sérum antidiphtérique donne des résultats beaucoup plus satisfaisants.

Cependant, il ne proscrit pas absolument le tubage. Il l'admet au début de la rougeole, dans la
période prééruptive, quand il s'agit d'accidents surtout spasmodiques, sans altération importante de la
muqueuse. Dans ce cas, un tubage unique et de
courte durée suffit souvent.

Il est d'avis qu'on peut l'employer dans le cas de
croup tardif, lorsque l'on aura lieu de considérer la
rougeole comme tout à fait guérie. Voyons maintenant l'opinion de M Sevestre. Ses statistiques
portent sur 40 enfants atteints à la fois de rougeole
et de diphtérie en activité pendant les années 1898
et 1899.

Ces cas se répartissent de la façon suivante :

tubage : guérisons 20

α   morts 14

tubage suivi de trachéotomie : guérisons 3

trachéotomie d'emblée : morts   3

On voit que ces résultats diffèrent notablement
de ceux observés par M. Netter et sont beaucoup
plus encourageants pour le tubage.

M. Sevestre pense que dans la rougeole compliquée de croup il y a quelque exagération à dire
que les malades sont fatalement exposés aux ulcérations. Si l'on a eu soin d'employer un tube pas
trop gros et si l'on a le soin de ne pas prolonger le
séjour du tube dans le larynx au-delà de 2 à 3 jours

ou au plus 4 à 5 jours, les ulcérations ne se produiront pas très souvent.

Les 20 cas de guérison qu'il a obtenus fournissent une preuve et dans les cas terminés par la mort il n'y en a pas un seul non plus où l'existence d'ulcérations puisse être incriminée.

Il n'y a d'ulcérations que chez 2 enfants, qui ayant été tubés ont subi plus tard la trachéotomie. Ils ont d'ailleurs guéri. D'autre part, à l'encontre de l'opinion de M. Netter, il pense que la trachéotomie favorise davantage la broncho-pneumonie, car la plaie de la trachée peut être le point de départ d'infections secondaires la favorisant ; d'autre part, il faut tenir compte de l'arrivée directe de l'air dans la trachée sans qu'il soit tamisé et débarrassé de ses poussières pathogènes par son passage à travers les fosses nasales.

M. Sevestre n'a pas eu d'aussi bons résultats dans les cas de laryngites rubéoliques pures. Voici sa statistique :

> tubage : guérison 2, morts 8 ;
> tubage suivi de trachéotomie : morts 2 ;
> trachéotomie d'emblée : mort 1.

Il croit cependant que ces résultats n'auraient pas été meilleurs avec la trachéotomie, car il s'agissait d'enfants arrivés en de très mauvaises conditions et, en outre, atteints de broncho-pneumonie.

Il avoue qu'il reste quand même partisan du tubage chez les enfants atteints de rougeole, mais le séjour du tube ne doit pas être prolongé au-delà de quatre ou cinq jours. Si le tirage persiste encore il faut recourir à la trachéotomie.

M. Ausset estime que dans les cas de laryngite préeruptive ou de laryngite post-morbilleuse, on doit tenter le tubage à la condition expresse de ne laisser le tube que peu de temps en place.

Dans ces cas de laryngite non diphtérique la muqueuse malade n'est pas protégée par un manchon membraneux et le tube repose directement sur la muqueuse, fait qui favorise singulièrement les ulcérations.

Dans ces cas, il ne laisse jamais le tube plus de vingt-quatre heures sans tenter le détubage. Si l'enfant se remet à tirer, on le tube de nouveau. Ensuite ce sont les circonstances qui le guident, mais il croit que si après ces deux tentatives la reintubation devient nécessaire, la question de la trachéotomie se pose.

Comme conclusion, M. Ausset préfère le tubage à la trachéotomie, même dans les laryngites rubéoliques. Il conseille cependant de laisser le tube en place moins longtemps que dans les laryngites à fausses membranes, où la muqueuse est protégée dans une certaine mesure par le manchon membraneux.

M. Ausset a publié à l'appui de son dire plusieurs observations très intéressantes dont nous en publions quelques-unes à notre tour.

Les observations inédites que nous publions et que nous devons à l'obligeance de M. Escat, portent sur les six cas, dont quatre (obs. XII, XIX, XVI, XVIII) de laryngite rubéolique sans diphtérie, et les deux autres (obs. III et V) de rougeole compliquée de diphtérie.

Dans ces interventions il a eu deux décès et quatre guérisons, soit les deux tiers des cas traités avec succès. De plus, il faut faire remarquer que le petit malade de l'observation IV n'est pas mort des suites du tubage mais de broncho-pneumonie, et que la trachéotomie n'aurait certainement pu empêcher cette issue fatale.

Il n'y a que le cas de l'observation première où l'on puisse incriminer le tubage, d'avoir favorisé les ulcérations et d'avoir hâté la mort par suffocation. Mais le petit malade (2 ans 1/2) était atteint d'une laryngite œdemateuse très intense. M. Escat pense donc aussi que dans ces laryngites le tubage doit être l'intervention de choix, et que si on le fait avec habileté et douceur, on sera amené à voir sur le tube l'anneau sulfuré, signe indéniable d'ulcérations.

Enfin, pour terminer, nous croyons pouvoir adopter l'opinion de M. Guinon sur cette question, et qui s'exprime ainsi : « Il me semble que M. Netter est seul à conseiller la trachéotomie dans les laryngites de la rougeole. Il est certain que le tubage ne donne pas des résultats aussi régulièrement favorables que dans le croup diphtérique, à cause de la tendance aux ulcérations qu'affecte la laryngite mor-

billeuse, mais la trachéotomie non plus ne donne
pas des résultats à beaucoup près aussi favorables
que dans la diphtérie, parce que comme le tubage
elle prédispose aux infections broncho-pulmonaires.
Là, plus que dans tout autre cas, il importe que le
tubage soit fait avec douceur pour éviter les trau-
matismes et que le tube soit retiré le plus tôt possible, car on a plus souvent à craindre les accidents
ardifs du tubage. »

CONCLUSIONS

I. — Au cours de la rougeole on peut voir survevir des laryngites graves, simulant la laryngite striduleuse, le croup, ou se compliquant de croup.

II. — Très souvent les signes cliniques ne sont pas suffisamment caractéristiques pour permettre le diagnostic différentiel avec la diphtérie. Il faut donc toujours faire l'examen bactériologique.

III. — Dans les Hôpitaux, vu la gravité de la diphtérie secondaire à la rougeole, il est indispensable d'avoir une salle d'isolement spéciale pour les cas douteux.

IV. — Ne se résoudre à l'intervention qu'à la dernière extrémité ; faire le tubage avec le plus de douceur possible et faire garder le tube le moins longtemps possible, pour éviter les ulcérations.

V. — Ne recourir à la trachéotomie qu'à la dernière extrémité. Ici, comme dans la diphtérie, nous répèterons avec le professeur Landœuzy : « Tubage, intervention de choix ; trachéotomie, intervention de nécessité. »

OBSERVATIONS DE TUBAGE

————

Les quatre observations qui suivent sont publiées par M. le Professeur Ausset. (Bulletin de la Société de Pédiatrie, avril 1900.)

OBSERVATION VIII

André D..., dix-neuf mois, entré le 8 mars 1898, profondément rachitique, gros adénoïdien.

A la rougeole depuis trois jours. Toux rauque, tirage très intense.

On essaie le traitement médical, mais très rapidement une intervention s'impose, sous peine de voir l'enfant succomber.

On le tube vers le milieu de la nuit, du 8 au 9.

Détubé le 10 au matin, après trente heures de séjour du tube.

La réintubation doit être pratiquée à trois heures de l'après-midi, car l'enfant asphyxie.

Détubé le 11, à huit heures du matin.

Réintubé à sept heures et demie du soir.

Le 12. — Détubé à neuf heures et demie du matin, réintubé à trois heures de l'après-midi.

Détubé le 13, se passe désormais de son tube et sort guéri le 26 mars.

OBSERVATION IX

Maurice C..., quatre ans et demi, entre le 7 février 1900 avec le diagnostic de diphtérie. Est convalescent de rougeole. Angine et laryngite pseudo-membraneuses. Injection de 20 c. c. de sérum. L'injection n'est plus renouvelée, la culture ayant donné une association strepto-pneumo-staphylococcique. Toux très rauque, voix éteinte, tirage très intense. Dans la nuit du 7 au 8, il faut tuber avec le tube de 3 — 4.

Détubé le 9 au matin. Une demi-heure après, il faut le réintuber d'urgence.

Le 10, nouveau détubage. Un quart d'heure après, nécessité de réintuber.

Le 12, on détube; mais cinq minutes après, spasme violent qui nécessite le tubage. Les parents refusent la trachéotomie, et le 22 partent pour Gand, emmenant leur enfant avec son tube. M. Ausset a appris depuis qu'à l'hôpital de Gand on avait pu le séparer de son tube.

M. Ausset fait remarquer que cet enfant, convalescent de rougeole, a pu garder son tube pendant quinze jours à son service, et un temps inconnu à Gand sans présenter d'accidents. Il croit qu'ici la muqueuse a été sauvegardée par les fausses membranes, qui formaient manchon.

OBSERVATION X

Il s'agit d'une laryngite varicelleuse. Or, on sait que la bulle varicellique fait très vite une petite ulcération sur les muqueuses (M. Ausset).

Raymonde L..., deux ans. Elle entre avec une varicelle typique et une laryngite avec toux rauque et tirage très intense. Il y a des bulles même dans la bouche et sur le voile du palais. On n'a pas pu faire l'examen laryngoscopique, mais la laryngite concomitante m'autorise à penser qu'il existe une éruption sur la muqueuse laryngée.

L'enfant entrée le 5 mai tirait fortement. Tous les moyens médicaux échouèrent.

L'enfant est tubée dans la soirée du 5.

Le 6 elle rejette son tube, mais le tirage, peu accentué, ne nécessite plus la réintubation.

Le 7, après la visite, l'enfant, qui a beaucoup crié, doit être réintubée.

Le 8, je la détube définitivement. Elle sort guérie le 15 mai.

OBSERVATION XI

Victor H., vingt-un mois, entré le 28 avril 1899. A fait la rougeole il y a dix jours. Gros ventre, tares rachitiques très accentuées, cavum absolument bourré de végétations adénoïdes.

Entré à l'hôpital presque asphyxiant, avec un tirage très intense. On doit intervenir de suite, la menace d'asphyxie étant imminente.

Pas de diphtérie. Le tubage est pratiqué.

Détubé le 30 avril, doit être retubé peu après.

Détubé de nouveau le 1er mai, doit être retubé une heure après. L'enfant va très mal depuis la veille au soir; il y a des signes de broncho-pneumonie double. Mort le 3 mai au matin.

A l'autopsie on trouve des lésions très étendues de broncho-pneumonie aux deux poumons. Le cœur est mou, flasque, en voie de dégénérescence. Au larynx nous notons deux petites ulcérations siégeant au niveau de l'anneau cricoïdien, symétriques, de chaque côté du plan médian antéro-postérieur.

Notes sur quelques cas de tubage, pratiqués à la clinique du professeur Bézy, dues à l'obligeance de notre maître en laryngologie M. le docteur Escat.

OBSERVATION XII

A... fillette âgée de 2 ans 1/2. Entrée le 12 août 1898 au service de M. le professeur Bézy. Convalescente de rougeole.

Depuis deux jours présente une angine. Enduit pseudo-membraneux sur le pharynx. M. Escat appelé constate une laryngite œdémateuse très intense, la glotte est invisible. La culture est prise et donne du staphylocoque.

Tirage très accentué. Le tubage s'impose. M. Escat introduit le tube de Bayeux n° 3. Bon résultat immédiat; Deux extubations ont nécessité la réintubation. Troisième énucléation le 19 août 1898 à midi. M. Escat quitte l'enfant cinq minutes après. Au bout d'un quart d'heure le tirage reparaît et progresse rapidement. A une heure 1/2 il revient auprès de l'enfant ; l'état est désespéré ; il a perdu connaissance ; le tubage présente des difficultés.

Un tube n° 2 est placé sans produire d'amélioration, syncope, respiration artificielle, le tube tombe dans la bouche en raison du décubitus, nou... ..e syncope, respiration artificielle, injection d'éther, etc., sans résultat, mort. Ulcérations probables du larynx.

OBSERVATION XIII

B... 4 ans, garçon convalescent de rougeole. M. Escat est appelé en ville auprès de cet enfant, le 13 février 1899, à 7 h. du soir par le docteur Cadène. L'enfant a eu à 6 heures un accès de suffocation dans lequel il a failli succomber, au dire du confrère ; au moment où il l'examine : voix éteinte, tirage sus et sous-sternal menaçant, pas de fausses membranes laryngées visibles ; le larynx examiné par son procédé ne présente que de la rougeur dans le vestibule, la glotte est rendue invisible par le spasme glottique. Température 38°5. Tubage avec le tube n° 5 de Bayeux très bien supporté. Le lendemain, bronchite généralisée avec râles ronflants et sibilants. Température 39°5, le soir amélioration considérable.

Extubation par énucluation le 17, à 7 heures du matin, soit 84 heures de tubage. A 3 heures de l'après-midi M. Escat est rappelé, le tirage a reparu ; nouveau tubage avec le même tube ; après l'intubation l'enfant expectore une membrane de cinq centimètres de long, cause incontestable de la réapparition du tirage. Détubage définitif le 17 février, à 10 heures du matin, trois cultures prises sur le pharynx et l'examen de la fausse membrane n'ont donné que du staphylocoque.

OBSERVATION XIV

P. P..., 6 ans, se plaint de la gorge depuis huit jours environ. Traité pour une simple bronchite, mais l'enfant allant plus mal est amené à l'Hôtel-Dieu, le 5 février au soir.

Toux très rauque. Tirage accentué sus et sous-sternal,

crises d'asphyxie assez rapprochées. Tubage d'urgence, injection de 20 cc. de sérum. L'examen des cultures donne du bacille court.

Le 6 et le 7 l'enfant commence à présenter le symptôme caractéristique de rougeole. Le détubage est fait, néanmoins, le 9; pas d'accidents consécutifs. Son état nécessite un nouveau tubage, détubé pour la deuxième fois le 16 février, à 10 heures. Guéri.

OBSERVATION XV

P. A..., entré au service le 10 novembre 1899. Malade depuis le 9 au soir.

Toux rauque, qui est allée en s'accentuant. La dyspnée apparaissant, on amène l'enfant à l'hôpital. On fait le tubage d'urgence et une injection de 20 cc. de sérum.

Le 11 matin. — Catarrhe oculo-nasal très prononcé. Apparition autour de la bouche, du menton et sur le thorax d'une éruption rubéolique.

Le 11 au soir. — Température 40°1. L'enfant très abattu, respiration fréquente et pénible. Pas de tirage. A l'auscultation râles de bronchite et râles fins dans les poumons. Poumon droit, sonorité normale; à gauche, submatité. Enveloppements humides. Mort à 11 heures dans la nuit, de broncho-pneumonie.

OBSERVATION XVI

Louis L..., 30 mois, de Carbonne, adressé à M. Escat par le docteur Laguens.

A eu la rougeole il y a huit jours. Maintenant il est atteint de croup. Dyspnée très intense. Le tubage est pratiqué d'urgence dans son cabinet par M. Escat, vers 5 heures; puis, l'enfant est envoyé par lui à l'hôpital.

Détubé le dimanche 18 avril, à 11 heures 1/2, par énucléation. Quelques instants après le tirage réapparaît et, l'enfant s'étouffant, M. Escat rappelé, pratique de nouveau le tubage vers 12 heures 1/2.

Tube enlevé le 17, à 4 heures du matin. Le tirage reprend quelques heures après. Retubage à 10 heures du matin. Le 19, il est détubé de nouveau, réintubé à midi. Se passe définitivement du tube à partir de vendredi, à 10 heures.

OBSERVATION XVII

Louis D..., 5 ans. Il a eu du 24 au 29 juin une rougeole assez légère, évoluant normalement.

Le 29 au soir. — La toux, qui était grasse, est devenue subitement rauque et pénible. Entré à l'hôpital le 30 juin.

Enfant fatigué, cuir chevelu recouvert d'impétigo. Adénopathie cervicale. Large plaie sur la poitrine, provoquée par l'application de teinture d'iode. Albumine dans les urines.

Toux très rauque, pénible. Tirage sus-sternal assez marqué. Tirage diaphragmatique léger.

Intubé par M. Escat le 30, à 4 heures du soir. Tube n° 3 bien supporté, soulagement immédiat. Amélioration notable le lendemain et le surlendemain. Température normale. Détubage le 4 juillet à 11 heures du matin. Suites favorables. Guérison.

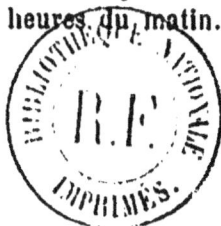

BIBLIOGRAPHIE

Audéoud et Jaccard. — Revue de la suisse Romande, 94.

Ausset. — Du tubage dans les laryngites rubéoliques. Bulletins de la société de pédiatrie, avril 1900.

Archives de médecine des enfants. Revue générale.

Barthez et Sanné. — Maladie des enfants, t. II.

Beaudran (G.). — Ulcérations consécutives au tubage. (Thèse Paris, 97-98.)

P. Bézy. — Les accidents laryngiens simulant le croup. (La presse médicale, 6 octobre 94.)

Charcot et Bouchard. — Tome II, rougeole.

Chaillou (Auguste). — Intubation du Larynx, 90-96.

Godet (F.). — Laryngites rubéoliques, thèse Paris, 91-92.

Grancher. — Clinique des maladies des enfants. Rougeole.

Netter. — Inconvénients des abus du tubage dans les cas de croup secondaire à la rougeole. (Bulletins de la Société de Pédiatrie, mars, 1900.)

Nouveau dictionnaire de médecine et de chirurgie tome XX. Laryngites.

RENAULT (P.). — Diphtérie consécutive à la rougeole. (Thèse Paris, 86-87.)

PELLETIER. — Tubage de laryngites non diphtériques. (Thèse Paris, 97-98.)

SEVESTRE. — Sur la question du tubage dans la rougeole. (Bulletin, avril 1900.)

SIMONIN (L.). — Laryngites catharrales aigues. (Thèse Paris, 93-94.)

TOUCHARD. — Laryngites aigues de l'enfance simulant le croup. (Thèse Paris, 93-94.)

Toulouse. — Imprimerie Saint-Cyprien, allées de

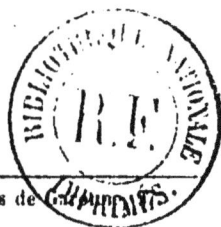

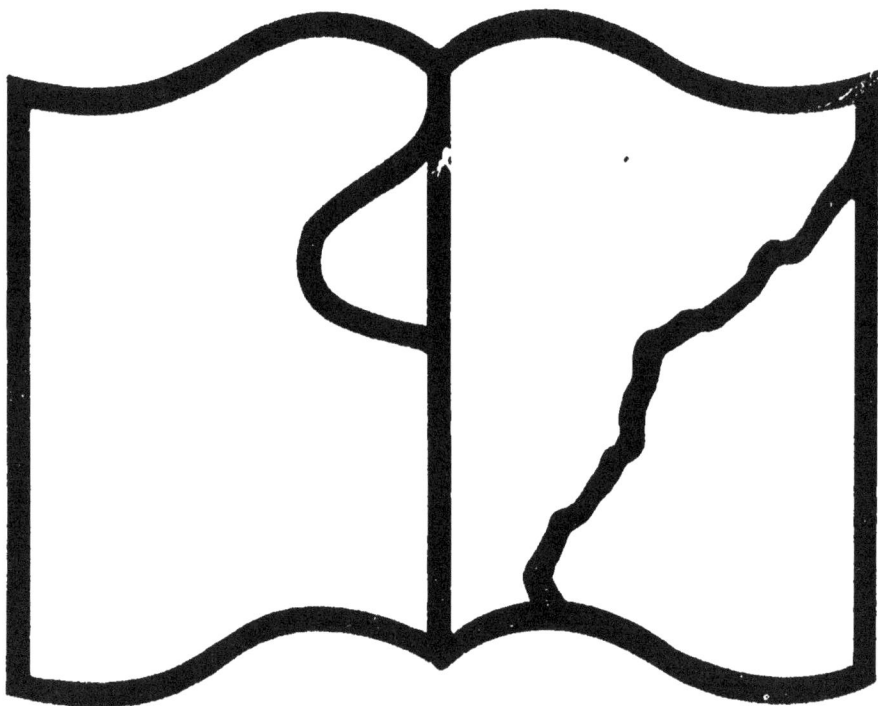

Texte détérioré --- reliure défectueuse

NF Z 43-120-11

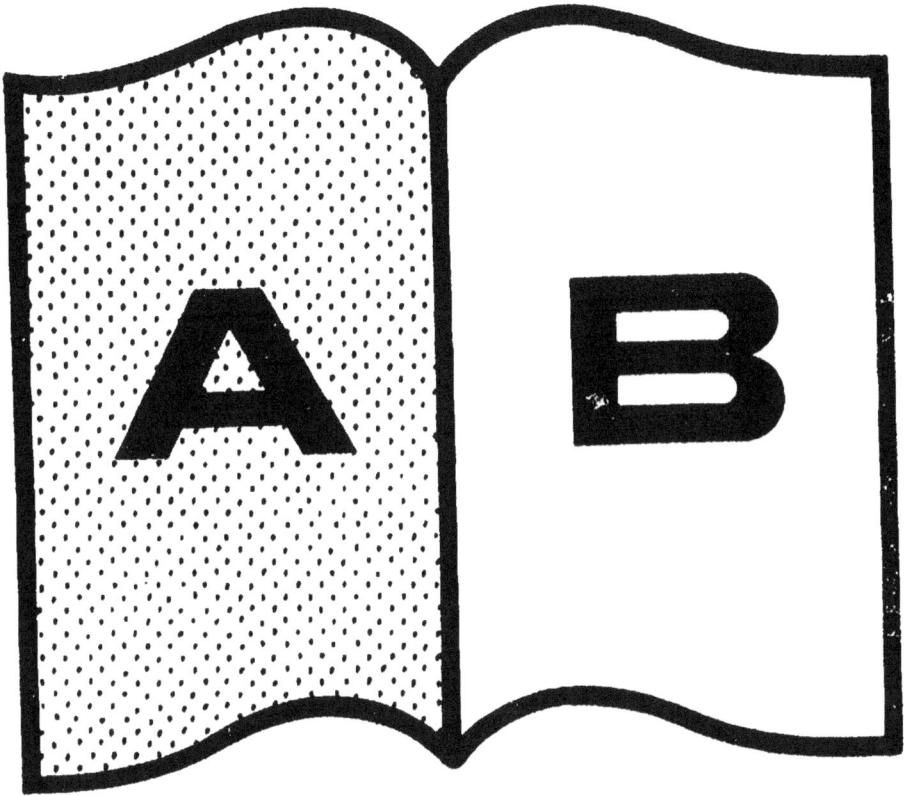

Contraste insuffisant

NF Z 43-120-14

www.ingramcontent.com/pod-product-compliance
Lightning Source LLC
Chambersburg PA
CBHW050524210326
41520CB00012B/2425